1~6个月婴儿生理特点与保健

方光光 曾春英 刘志恒 / 主编

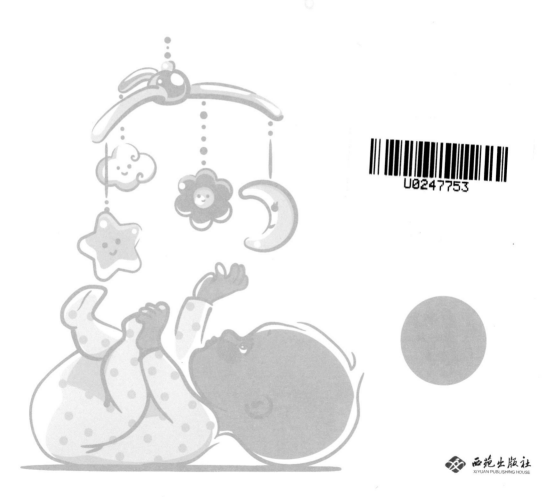

西苑出版社
XIYUAN PUBLISHING HOUSE

绿色印刷　保护环境　爱护健康

图书在版编目（CIP）数据

1~6 个月婴儿生理特点与保健 / 方光光，曾春英，刘志恒主编 . — 北京：西苑出版社，2020.9

　　ISBN 978-7-5151-0742-4

　　Ⅰ . ① 1… Ⅱ . ①方… ②曾… ③刘… Ⅲ . ①婴幼儿－保健

Ⅳ . ① R174

中国版本图书馆 CIP 数据核字 (2020) 第 129700 号

1～6个月婴儿生理特点与保健

1～6 GE YUE YING'ER SHENGLI TEDIAN YU BAOJIAN

出版发行	西苑出版社 XIYUAN PUBLISHING HOUSE
通讯地址	北京市朝阳区和平街 11 区 37 号楼　　邮政编码：100013
电　　话	010-88636419　　E-mail：xiyuanpub@163.com
印　　刷	三河市嘉科万达彩色印刷有限公司
经　　销	全国新华书店
开　　本	880 毫米 ×1230 毫米　1/24
字　　数	30 千字
印　　张	3
版　　次	2020 年 9 月第 1 版
印　　次	2020 年 9 月第 1 次印刷
书　　号	ISBN 978-7-5151-0742-4
定　　价	18.00 元

（图书如有缺漏页、错页、残破等质量问题，由印刷厂负责调换）

编　委　会

目 录
CONTENTS

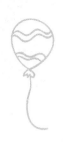

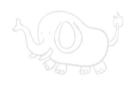

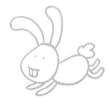

1～6个月婴儿生理特点与保健

1~3个月婴儿的生长规律是什么？

　　婴儿出生后1~3个月是身长、体重增长比较快的时期。体重在1~2个月期间可以增长1千克，2~3个月期间可以增长0.7千克。婴儿满3个月，体重增长数是出生体重的2倍。身长在1~2个月期间可以增长2.5~3.5厘米，2~3个月期间可以增长2~3厘米。出生时较重的婴儿，比如体重大于4千克，在出生后一个月之内，体重增长可能偏慢，不到1千克，但是其后每月增长与其他婴儿一样。早产的婴儿，如果喂养得当，可能增长较快，在4~10个月内身长、体重会逐渐赶上足月儿。

1~3个月婴儿的运动发育规律是什么？

1~3个月婴儿的运动发育情况如下：

（1）1个月的婴儿可以抬头45度角，2个月的婴儿可以抬头90度角，3个月的婴儿可肘支撑左右看。

（2）3个月婴儿逐渐有翻身的愿望，有时只可以侧翻，爸爸妈妈可以帮助其做翻身练习。

（3）1~2个月婴儿双手还不能合住到中线，3个月的婴儿已经可以双手抓握到中线，并且可以伸入口中。

1~3个月婴儿的神经心理发育规律是什么？

1~3个月婴儿的神经心理发育情况如下：

① 视觉发育

婴儿能看见活动的物体和大人的脸，将物体突然靠近时会眨眼，这种反射会出现在1.5~2个月时。婴儿能看见30厘米以内的东西，如果是红球，或者是大色块的图片，他会追着看。相比图片，婴儿更喜欢看人脸。

② 听觉发育

宝宝出生即对声音敏感。听到刺耳的声音会表示不愉快，喜欢听妈妈柔和的声音，对熟悉的音乐会蹬腿并摆动四肢。满3个月后，婴儿会有声音定位，也就是逐渐能找到声源。

❸ 感觉发育

婴儿的皮肤细嫩，感觉灵敏。对湿、热会用哭闹来表示不适。

❹ 社交行为

2个月以上的婴儿，如果你逗引，他会注视并微笑出声。3个月的婴儿会发a、o等音。

1~3个月婴儿发育异常的表现有哪些?

2个月时一拉双手就能站起来（提示肌肉张力偏高）。

2~3个月时眼睛不能追视移动物体。

3个月时双手持续握拳不能打开，身体过度柔软不能竖头，换尿片时双腿不能分开（提示肌肉张力偏高）。

3~4个月时不会笑，不能发声。

以上这些情形均显示婴儿发育异常。

如何促进1~3个月婴儿的神经心理发育？

❶ 及时满足孩子需要

及时哺乳，认真辨别婴儿饥饿或饱足的信号；尿湿了立即换尿布；多抚摸、拥抱婴儿，增加他的安全感。

❷ 常对孩子讲话

多与婴儿"交流"，给婴儿提供丰富的语言环境。提供机会给婴儿多看、多听、多摸。

如何与1~3个月的婴儿做亲子游戏？

1 视觉刺激

用黑白或彩色对比度鲜明的图片，或者人脸卡通或真实照片，放在离婴儿一尺左右的距离，让婴儿追视。

2 听觉刺激

用颜色鲜艳能发出悦耳声音的玩具，让婴儿注视并随之发声；摇铃让婴儿追声；亲切地与婴儿讲话。

3 做婴儿被动操

每天1~3次，每次20分钟左右。要求环境安静，婴儿清醒、精神愉悦，衣服宽松，放一些舒缓的音乐。使婴儿仰卧，帮助其做扩胸运动、屈肘运动，上肢上举，外伸，双下肢屈曲，举起双腿，握住小脚丫踝关节活动；然后，使婴儿呈翻身俯卧位，摇铃促进抬头等。

❹ 小手抓握刺激

把不同质地的玩具放在婴儿手中停留一会儿，让婴儿抓住家长手指，轻轻摇动向他问好，并逗引婴儿发声。满3个月被动翻身，每天1~2次，每次10~20个。俯卧位时用玩具逗引抬头并保持一会儿。反手向前抱婴儿，用玩具拍打婴儿双手，让婴儿伸手抓握，变动玩具方向，让婴儿追着抓取。

1~3个月的婴儿每天的奶量是多少?

　　在新生儿期按需哺乳，母亲乳头得到充分的刺激后，已经可以分泌足够的乳汁。随着婴儿体重的增加，他的胃容量也在逐步增加，喂养由原来的按需哺乳，逐渐做到规律喂养。从2小时一喂，每次延长10分钟直到3个小时一喂，每次喂养的时间不宜过长，以不超过20分钟为宜。建立起昼夜节律，白天按时喂养，夜晚也延长间隔，有喂养需求时再喂养。喂养量为90~120毫升/次，6~7次/日，一天总量为700~800毫升。

人工喂养的婴儿需要喝水吗?

　　纯母乳喂养的婴儿可以从母乳中获取足够的水分，不需要额外补充。单纯配方奶粉喂养的婴儿因为配方奶粉无限制接近母乳，也不需要额外补充水分。但是，如果气候炎热，或者包裹得太紧导致婴儿失水过多，可以适当地喂水，但注意不要饮水过多影响奶量。

为什么要按需哺乳？

　　长期以来，在婴儿喂奶方面一直强调要"定时喂奶"，但在实际中"定时喂奶"常常会遇到一些实际困难。比如：到了原定的喂奶时间而孩子睡意正浓，即使勉强弄醒，吃了几口又会睡去；有时虽然还没有到原定的喂奶时间，但孩子早已饥不可耐，小嘴巴一蹶一蹶地动个不停，如果再不给他吃，就会哇哇大哭；有时妈妈的"奶阵"来了，因认为时间未到不能喂，久而久之便会使奶量逐渐减少，而孩子因得不到及时的哺乳而发生营养不良的情况。

　　人毕竟不是机器，影响孩子消化吸收的因素十分复杂。因此，生活规律不可能像钟表那样精确无误，通过反复地实践和比较，人们发现"顺其自然，因势利导"

是最省力、最合乎生理的做法。近年来，国内外许多学者主张"按需哺乳"，不限制时间，不限制次数，只要孩子饿了就可以喂，这样既避免了母亲的紧张心理（心情过于紧张会抑制乳汁的分泌），还能使一些原来乳汁较少的乳母,通过给孩子多次吸吮，使母乳量不断增加。由此可见，按需哺乳是一种好的方法，应该大力提倡。

奶粉能否频繁更换？

　　母乳喂养是最佳选择，如果母乳确实不足，可以配方奶粉喂养。一般不建议频繁更换配方奶粉，因为不同牌子配方奶粉口味及成分有细微差别，婴儿味觉敏感，肠胃脆弱，一旦更换不当，会造成拒奶或者腹泻、便秘等问题。所以，一旦选择某种配方奶粉，就最好不要频繁更换。

什么是特殊配方奶粉？
它有什么功能？

　　特殊配方奶粉是为一些有特殊需求的婴儿所生产的一类奶粉。它包括针对牛奶过敏的婴儿使用的氨基酸奶粉，深度水解以及完全水解的奶粉，是利用水解的方法把配方奶粉里的大分子蛋白质水解成小分子，消除其过敏原，减少过敏。还有针对腹泻的婴儿使用的奶粉，不含乳糖，减轻水样便。还有针对早产儿生产的早产儿配方奶粉，单位容积含有热量多，促进早产儿的生长。以上特殊配方奶粉都需要在医生的指导下使用，使用时间及用量要根据婴儿个体变化而随时调整。

1~3个月婴儿每天排便几次是正常的?

一般情况下,母乳喂养的婴儿排便次数要多一些,每天6~7次,甚至打个屁也会有漏出,排便较稀,有奶瓣。配方奶粉喂养的婴儿排便次数会少一些,每天1~2次,大便较稠。如果混合喂养,排便次数介于以上两者之间。无论是黄色大便还是绿色大便,均不是异常。但是如果大便性状和既往不同,水分过多,夹杂腥臭味,则可能有感染,请尽快找医生诊治。如果3天以上不排便,但是婴儿没有异常表现,肛门有排气,家长平时可以把手掌搓热,顺时针给婴儿揉揉肚子、醒时让婴儿多趴一趴。如果长期不排便,请及早找专科医生诊治。

1~3个月婴儿每天的睡眠时间是多少？怎样合理安排婴儿的睡眠？

　　1~3个月婴儿的睡眠时间因人而异。大部分婴儿每天的睡眠时间为12~14小时，也有部分婴儿每天的睡眠时间不足10小时。只要婴儿白天精神好，吃奶、大便都正常，体重增长也正常，睡眠10~14小时都是正常的。1~3个月要建立起昼夜节律，白天建议一次睡眠不超过2小时即叫醒，晚上尽可能睡时间长一些。注意，不要频繁更换带养人及居住地点，固定带养人及居住地点有助于婴儿建立起良好的生活规律及亲子的依赖关系。

什么是婴儿正确的睡眠姿势？

　　婴儿的3种睡姿，即仰卧、俯卧、侧卧各有优缺点。一般中国的父母都习惯于让婴儿采用仰卧的睡姿，仰卧时便于父母直接观察婴儿脸部的表情，婴儿的四肢能够自由地活动，但是仰卧时婴儿容易发生呕吐后不易由口排出，较易呛入气管及肺内，发生危险；俯卧则可以解决这个问题，但是对不会翻身的小婴儿来说容易堵塞口鼻，而且不容易观察到婴儿的表情；侧卧最好采用右侧位，能预防吐奶，特别是刚吃完奶后婴儿更应右侧卧，这有利于胃内食物顺利进入肠道，但是婴儿不容易维持侧卧姿态。

　　对婴儿的睡姿，特别是1岁以内的婴儿要3种姿势交替睡，不能每天总固定一个姿势。父母要根据婴儿的特点和不同的情况，交替选择适合婴儿的睡眠姿势。

小婴儿要用枕头吗？

　　合适的枕头有利于血液循环，促进发育。刚出生的新生儿因为头与肩等宽，平卧与侧卧时头与背部在一个水平面上，可以不用枕头。出生3个月后婴儿抬头，脊柱颈段出现向前弯曲，为了维持弯曲保持舒适，此时可将婴儿上身略抬高，几层布叠起来大概1~2厘米高度，垫于脑下。布料应该舒适透气，吸湿性好，可以经常更换保持清洁。建议1岁后选择符合孩子生理特点的小枕头。

枕秃是缺钙吗？

　　枕秃在1岁内的婴儿身上比较常见。枕秃是佝偻病的症状之一，但有枕秃的婴儿，不一定就是患了佝偻病。出汗是受交感神经支配的，婴儿交感神经兴奋性高，一般都比较爱出汗。有的婴儿在刚入睡后，常常全身大汗淋漓，过一段时间即汗液消退、不再出汗，这叫生理性多汗，不是病态。当天气炎热或穿盖过多时，枕头被汗液浸湿，婴儿感到不适，常左右摇晃头部，就会把枕部头发磨掉而发生枕秃。佝偻病早期的婴儿可表现出与环境因素无关的多汗，并在多汗的基础上出现枕秃。但是患有早期佝偻病的婴儿除出现枕秃外还有不活泼、爱发脾气、睡眠不安、易惊醒等精神症状。所以，不要看到婴儿有枕秃就轻易地认为是佝偻病，随便用药，应请专业的医生诊治为宜。

多晒太阳可防止佝偻病吗?

多晒太阳是防治佝偻病的简便而有效的措施，应广泛宣传、大力推广。阳光中的紫外线能促进皮肤中的7-脱氢胆固醇生成前维生素D3，由淋巴等转运吸收入血液，再经肝和肾中的羟化酶的作用生成活性维生素D3。它可以帮助人体摄取和吸收钙、磷等元素，能使人骨骼长得健壮结实，防止佝偻病。婴儿在出生后，应尽量暴露皮肤并逐渐增加晒太阳的时间。平均每日户外活动应在1小时以上。对于体弱儿或在冬春季节，可以打开家里的窗户，在温暖的情况下裸露婴儿的皮肤，尽量保持每天半小时左右的日照，可以满足其生长所需。同时应给予婴儿一定预防量的维生素D，效果更佳。

用安抚奶嘴哄婴儿有什么坏处？

　　家长为了不让婴儿哭闹，常把安抚奶嘴放在婴儿嘴里，这样很不好。因为婴儿吸吮安抚奶嘴时，条件反射可引起口腔唾液和胃内消化液分泌，等到吃奶时，唾液和胃液就会相对减少，影响对营养物质的消化和吸收。长期吸吮安抚奶嘴，能使牙床向外突出，影响婴儿的外貌；吸吮安抚奶嘴时，婴儿会把空气吸入胃内，可以引起吐奶和腹痛。使用的安抚奶嘴如果不注意消毒，就很容易把致病菌带入体内，导致感染发病，如口腔炎、肠炎、痢疾等。所以，尽量不要用安抚奶嘴哄婴儿。

用摇篮摇晃婴儿好不好？

　　医学专家认为，胎儿在母体内从3个月开始就能感受到摇晃。温和而有节奏的摇晃，能促进内耳平衡器官的发育，婴儿也会有一种愉快的安全感。但是，过度的摇晃，对婴儿的健康却是有害的。因为人的躯体是通过脊髓接受大脑的指挥来进行活动的，婴儿头大身子小，颈部肌肉和筋骨发育还不完善，比较娇嫩无力，不能适应剧烈的震荡。婴儿越小，大脑保护机构越弱，就越经不起过度摇晃。过度的摇晃也容易造成小血管撕裂或脑震荡，甚至引起血肿，妨碍婴儿的智力发育。如果视网膜受到损伤，还会影响视力。婴儿的神经也比较脆弱，过度摇晃还可导致惊厥的发生。万一折伤脊椎骨，损伤延髓及大脑，就可能造成瘫痪甚至死亡。故用摇篮摇晃婴儿时一定要轻轻摇晃，不可用力过猛。

给婴儿换尿片时总听到关节响是病吗？

　　婴儿关节韧带较为薄弱，关节窝浅，周围韧带松弛，骨质也软，当关节做屈伸活动时可能会出现弹响声，如果没有其他特殊症状，则属于正常现象。随着年龄的增长，肌肉随之发达，韧带会越来越结实，关节弹响会逐渐消失。如果出现弹响，并且婴儿哭闹不止，应考虑是否关节脱位，请及时转诊小儿外科。

婴儿为什么会边吃边哭？

　　婴儿吃奶时边吃边哭，常见的原因有鼻堵、乳汁过急、乳汁太少或吸吮不到奶。鼻堵如果是由感冒造成的，可用一块热毛巾放在婴儿前囟处，鼻子可能就会通畅；或请医生开一些适合婴儿用的滴鼻药，在喂奶前5~10分钟滴入。如果是因鼻痂堵塞，可用温水润软后掏出。母乳流得太急，可用拇指、食指将乳房捏住一些，使乳汁流得慢一些。母乳不足的，婴儿吸吮几次才咽一口或者根本不咽，说明母乳已被吸空。婴儿吃不到奶或吃不饱奶，就会边吃边哭或者吐出奶头哭闹。此时，母亲应增加喂奶次数，以刺激乳汁的分泌，如果仍然无济于事，只能及时添加母乳的替代品，采取混合喂养的方法解决这一问题。

舌苔黄厚可以清洗吗？

　　舌苔变厚是因为丝状乳头角化上皮持续生长不脱落所致。婴儿舌苔轻度发白或发黄，但是吃奶好，大便正常，就不需要特殊处理。但是有一些特殊疾病，比如感冒发热、胃肠道功能紊乱也是舌苔增厚的原因。所以需要及时处理原发疾病，并且规律喂养，增加婴儿运动量，保持大便通畅，必要时可以在医生的指导下使用一些益生菌。仅是用纱布清洗舌苔不能根本解决问题。

满月后黄疸没有消退怎么办？

　　满月后黄疸没有消退多见于母乳性黄疸。母乳性黄疸持续时间为4~8周，少数可以持续到10周，血清胆红素轻度增高，一般不会引起神经毒性。可以暂时停用母乳，改用配方奶粉喂养，并且定时挤奶保持泌乳。等黄疸消退后即可再次母乳喂养。同时注意给婴儿进行日光浴，保持他的大便通畅，并检测黄疸值是否正常。

大便里有奶瓣需要处理吗？

　　婴儿大便中有颜色浅白黄豆大小的奶瓣，如果婴儿生长发育水平正常，就不需要处理。配方奶粉中脂肪含量比较高，所以用配方奶粉喂养的婴儿大便中的奶瓣较大，而母乳喂养的婴儿大便中的奶瓣较小。如果婴儿体重增长不良，乳母可以减少食物当中的油脂摄入，喝排骨汤、鲫鱼汤的时候可以去除上层浮油。如果还有其他表现，如精神差、发热等则需要找医生诊治。

婴儿过度哭闹是怎么回事？

　　婴儿每天无故哭闹3小时以上，每周发生3次以上，持续3周以上就被称为过度哭闹。通常发生在傍晚5~8点，大部分会在3个月后神秘消失，婴儿生长发育良好，没有心理行为不良预兆，可以采用规律喂养、腹部按摩，以及在医生的指导下适量使用益生菌来改善这一现象。

4~6个月婴儿的生长规律是什么？

　　4~6个月的婴儿体重增长已经减缓，大概每月增长0.3千克，身长增长1~2厘米，头围每月增长1厘米。

4~6个月婴儿的运动发育规律是什么？

4~6个月婴儿的运动发育情况如下：

（1）4~6个月婴儿运动发育有了较大发展，已经可以自由翻身，从仰卧位到俯卧位。

（2）近6个月的婴儿慢慢可以独自坐片刻。他的双手已经可以合到中线，并且可以吃手，看到玩具会双手向着目标方向移动，近6个月时会逐渐分离出单手抓物体，并且慢慢可以传递到另一只手上。

（3）婴儿会逐渐喜欢被大人扶着做蹦蹦跳跳的动作，但是还不能双下肢支撑负重。

4~6个月婴儿发育异常的表现有哪些？

4~5个月的婴儿仍然存在拥抱反射、强直性颈反射、俯卧时双臂总是后靠。

5~6个月的婴儿直立位双下肢呈剪刀样，双手不能抓取玩具。

婴儿有以上表现时需要警惕发育异常，并及时去医院就诊。

4~6个月婴儿如何增强运动?

　　为促进婴儿翻身，可以做俯卧支撑训练。仰卧位时拉坐，近6个月时锻炼独坐。给婴儿可以单手抓握的玩具，提供机会给婴儿多看、多听、多摸。近6个月时给婴儿双手各握一个玩具，做玩具倒换手等训练。

4~6个月婴儿的神经心理发育规律是什么？

4~6个月的婴儿视觉更敏锐，对自己喜欢的事情积极探索，认识爸爸妈妈，看到奶瓶会微笑。听觉更灵敏，可以找到声源的方向，6个月时会对自己的名字敏感，叫名字会回头。他的味觉也开始敏锐起来，看到食物会张嘴，唾液腺也发育起来，逐渐开始流口水。语言的发育表现为会发a、i、u等元音，逗弄他会咯咯地笑，会有意识地跟你说话，交替发声。

如何促进4~6个月婴儿的神经心理发育?

多和婴儿讲话，用"一问一答"的方式和婴儿应和。对婴儿哭闹及时做出反应，叫婴儿名字他有所反应时要及时给予回应。可以玩藏猫猫的游戏，也可以指物讲解这是什么，在做动作时说出动作名称。

如何与4~6个月的婴儿做亲子游戏？

① 4月龄婴儿

（1）抓握眼前的玩具（摇铃，小方积木，小勺，橡皮动物），还不准确。

（2）仰卧变俯卧：在成人的帮助下，在一侧放置玩具，抖音翻身。

（3）妈妈用亲切柔和的声音对婴儿讲话，讲所看、所听、所摸的东西，边看边说。

② 5月龄婴儿

（1）扶腋下蹦蹦跳跳，边跳边说"蹦蹦跳跳"。

（2）藏猫猫，找铃铛。手帕遮住脸，然后去掉逗引婴儿，再遮住婴儿的脸，看看婴儿自己抓下来，逗引婴儿发声。

（3）看几分钟电视。一般为2~10分钟。

（4）逗引婴儿发a、i、e等音。

❸ 6月龄婴儿

（1）呼他的名字婴儿会回头。有人出门说"再见"并做再见的动作。戴帽子时说"戴帽子"。

（2）单手抓物，换手锻炼。给一些棒状东西给婴儿抓握。趴着交替推双足向前爬。

4~6个月婴儿每天的奶量是多少？日常起居如何安排？

4~6个月的婴儿每天奶量700~900毫升，仍以奶为主。辅食添加一般到满6月龄以后。如果一定要添加辅食，可以加一些米粉，但不能过多（一两勺即可），不要影响总体奶量，米粉要单独和温水做成稠糊状，尝试用小勺喂养。母乳喂养的婴儿，妈妈会觉得婴儿吃奶次数减少，并且每次吃5~10分钟就结束了，担心没有吃饱。其实如果婴儿的精神、睡眠及大小便都正常，体重增长也符合标准，家长就不必过于担心。

4~6个月的婴儿昼夜节律已经建立得很好。白天睡眠时间少，夜间睡眠时间多。白天每3~4小时喂养一次，睡眠时间每次不超过两个小时，下午的午睡不要太晚，4点以后最好不要睡觉以保证夜间睡眠。居住地点、带养人及生活规律最好不要随意变换。

婴儿的饮食行为特点有哪些？

　　婴儿的吞咽是由反射引起的，但开始舌尖抬高发生的反射是随意的，主要为舌体后部运动，舌体顶着上腭，挤压食物到咽部，声门关闭，刺激咽部的触觉感受器引起吞咽，食物进入食管。这个过程仅需数秒钟，受脑干的吞咽中枢控制。

　　4~6月龄的婴儿舌体下降，舌的前部逐渐开始活动，可判别食物所在的部位，食物放在舌上可咬或吸，食物被送达舌后部时吞咽。

　　4月龄的婴儿吸、吞的动作可分开，可随意吸、吞；5月龄的婴儿吸吮强，上唇可吸完勺内食物，从咬反射到有意识咬的动作出现；6月龄的婴儿会有意识张嘴接受勺及食物，嘴和舌协调完成进食，下唇活动较灵活，进食时常撅嘴，以吸吮动作从杯中饮，常呛咳或舌伸出。

　　5~6月龄的婴儿已经可以双手有意识地抱奶瓶，但还是不稳当，但他可以将双手吃到嘴巴里。近6月龄的婴儿可以慢慢单手抓物伸进嘴里，此时可以让他拿一些食物，锻炼他的手眼协调能力。

湿疹重的婴儿如何喂养？

湿疹又称特异性皮炎，是由于某些食物，或者自然界其他过敏原引起的过敏反应。湿热环境会使其加重。父母一方有过敏的可以使婴儿得湿疹的可能性大大增加。母乳喂养的婴儿可能因为母亲接触了过敏原而过敏，如果能够查到过敏原应该尽量祛除。如果婴儿是对配方奶粉过敏，可以采用氨基酸奶粉，3个月后逐渐转为普通配方奶粉。

婴儿4个月时需要添加辅食吗？

　　纯母乳喂养的婴儿在4~6个月不需要补充其他食物，配方奶粉喂养的婴儿也不需要补充其他食物。最好不加用菜汁或果汁。婴儿满6个月后因为体内消化酶还未完善，仅可以用米粉调成糊状，在喂奶前喂1~2勺。一定不能过多，不能影响摄入的奶量。

婴儿为何常流口水？

婴儿淌口水，医学上称为"流涎"，多见于1周岁以内的婴儿。这是什么原因引起的呢？大家都知道，正常人的口腔周围有很多腺体，如舌下腺、颌下腺和腮腺，它们分泌的唾液通过细小管直接排放到口腔，唾液实质上就是口水，口水中含有许多消化酶，具有湿润口腔、溶解食物和帮助吞咽的作用，还可消化食物中的碳水化合物。此外，唾液还具有一定的杀菌作用，可防止口腔内细菌的生长和繁殖，是人体不可缺少的一种消化液。

由于婴儿口腔容积浅小，大脑的中枢神经系统发育尚未稳定健全，上下唇肌的闭合与舌肌的吞咽运动协调性较差，不善于将分泌增多的唾液及时地吞咽下去，因此，我们常可看到婴儿口中不断有"清水"外流，只要口腔没有其他病症存在，这种现象完全是一种正常的生理现象。进入幼儿期（1~3周岁）会随之自然消失，无须任何治疗。

　　但是有些婴儿流口水是不正常的。如婴儿患口腔黏膜溃疡或疱疹时，冷、热、酸、甜等刺激都可使疼痛加重，甚至连咽口水也感到疼痛难忍，这种情况也易导致流口水。因此，家长一旦发现婴儿突然口水过多，不妨先仔细察看婴儿的口腔黏膜和舌头，必要时去医院检查和治疗。由于婴儿的皮肤比较娇嫩，流出的口水又呈酸性，对皮肤有一定的刺激作用，易引起婴儿下颌及颈部皮肤发红，甚至发炎糜烂。因此，对经常流口水的婴儿，家长应加强护理，可用手巾轻而快地将口水拭干，并经常用温水给婴儿洗下颌和颈部，然后涂上一层婴儿面霜，以保护皮肤。

4~6个月婴儿每天排便几次是正常的?

　　4~6月龄婴儿大便已经比较规律,每天排便几次或者几天一次,大便颜色根据母乳或者配方奶粉的喂养稍有不同。母乳喂养的婴儿大便金黄、略稀,配方奶粉喂养的婴儿大便颜色较淡,水分较少,黄色、绿色或者颜色混杂都为正常。如果婴儿喂养的是氨基酸奶粉或者是深度水解的奶粉,大便颜色也会较深。

4~6个月婴儿每天的睡眠时间是多少？怎样合理安排婴儿的睡眠？

　　4~6月龄婴儿昼夜节律已建立良好，白天睡眠时间为3~4小时，夜间睡眠时间为8~10小时。建议白天每次睡眠不超过2小时，下午最晚4点以后就不要再睡了，晚上9点安静入睡，这样夜间睡眠较为安稳。

提前让婴儿坐、站、走为什么不好？

婴儿的脊柱发育遵循一定的规律。初生婴儿脊柱为直的，1~3个月时他会抬头出现颈部弯曲，6个月时他会独坐出现胸椎弯曲，1岁时他会独走出现腰椎弯曲。脊柱弯曲顺序出现是为了适应人的翻身、坐及站立。如果过早地让婴儿坐、站、走，脊柱会承受不必要压力，导致生长变形。

为什么婴儿会有生理性贫血？

在我国，缺铁性贫血为妇女儿童的常见病，与肺炎、腹泻、佝偻病一起被看作威胁儿童健康的"四大疾病"。贫血的临床表现为面色苍白或萎黄、眼睑和唇舌色淡、头晕乏力、心悸气短、头昏眼花、精神萎靡、睡眠不佳、胃肠胀气等。

贫血对生长发育较快的胎儿、婴幼儿和少年儿童危害较大。患贫血后，婴幼儿会出现食欲减退、烦躁、爱哭闹、体重不增、发育延迟、智商下降等现象，学龄儿童则注意力不集中、记忆力下降、学习能力下降。

婴儿出生时体内贮存的铁一般只能满足4~6个月的需要，其后则要添加动物蛋黄、肝脏、动物血和绿叶蔬菜等含铁丰富的辅食及维生素C和维生素A含量高的果蔬，以满足铁和其他营养素的需求，否则容易造成婴儿贫血。中度以上的贫血还应适当服用铁剂。

早产儿为什么更容易缺铁？

在孕晚期，母亲会给胎儿主动转运铁作为储存，一般可以满足婴儿6个月内的生长需要。而早产的婴儿因为过早出生，没有获得这部分储存，出生后又因为摄入不足，或者疾病影响丢失铁剂，造成贫血的概率更大。所以，早产的婴儿要勤检测血常规，如果发现贫血要及时补充。

婴儿需要补充维生素D吗?

佝偻病是严重危害婴幼儿健康的常见病。佝偻病的病因是婴儿体内缺少维生素D,致使体内钙磷代谢发生紊乱。维生素D能促进肠道吸收钙,减少肾小管钙的排泄,并促进血液中的钙向骨内转移,故能起到预防佝偻病的作用。那么,应该什么时候开始给婴儿加服维生素D呢?一般认为,应从新生儿期开始服用维生素D制剂作为预防佝偻病、促进婴儿生长发育的常用药物,可一直用到2~3岁。同时,应让婴儿多晒太阳,因为阳光中的紫外线能使孩子皮肤下的7-脱氢胆固醇转变为维生素D,从而促进体内钙磷代谢,起到预防佝偻病的作用。

鱼肝油、鱼油和维生素D是一样的吗？

鱼肝油和鱼油一字之差，都是营养物质，但两者的成分是不同的。鱼油提取自海鱼脂肪，不饱和脂肪酸是主要成分；鱼肝油则是一种脂肪油，这种油提取自海鱼肝脏，其主要成分是维生素A和维生素D。

由于成分不同，所带来的功效也是不同的。鱼油的主要功效是调节血脂、血压、抗凝血、降低动脉硬化的发生率，同时，服用鱼油还可以预防心脑血管疾病与老年痴呆等病症。而鱼肝油富含维生素A和维生素D，是儿童发育时期用来保护眼睛、促进骨骼发育、巩固牙齿的营养品。

维生素D是人工合成的维生素制剂，临床上还有维生素AD合剂。鱼肝油与维生素D、维生素AD都可以防治佝偻病，一般1岁以内婴儿每天服用400IU（国际单位），1岁以上幼儿每天服用600IU即可以预防佝偻病。

婴儿需要补充DHA和AA吗？

　　DHA和AA是两种不饱和长链脂肪酸，全名为二十二碳六烯酸和花生四烯酸。它们大量存在于人体脑细胞和视网膜中，在婴儿最初生长过程中至关重要。母乳中的DHA和AA含量丰富，比例最适合婴儿。当婴儿早产，不能从母体里获得足够的DHA和AA时，需要在医生的指导下合理补充DHA和AA。

婴儿鼻子堵、偶尔咳嗽是生病了吗？

　　婴儿鼻子堵，咳嗽流涕，并且有发展变化逐渐加重多为感冒。婴儿鼻黏膜内血管丰富，受冷后鼻黏膜充血肿胀，分泌物增多，鼻子不通气，导致婴儿吃奶时会哭闹，而且用口呼吸，影响吃奶。

　　处理方法包括治疗原发病，抗感染抗病毒，湿化气道，鼻腔可以滴生理盐水祛除鼻痂，侧卧保持通气。

婴儿睡觉时打鼾是有病吗?

　　婴儿夜间打鼾应注意其轻重程度。如果出现暂时打鼾，而且发生在上呼吸道感染后，等疾病好转即会消失，可以不做处理。如果打鼾重，长期不缓解，应及时就诊，检查是否存在腺样体与扁桃体肥大。长期重度打鼾会影响婴儿的体格及智力发育，一定要及时就诊。

如何发现斜视、弱视？

　　2岁内是婴儿视觉发育的关键时期，如能及早发现视力问题，视力可以纠正到基本正常范围。如果婴儿出生一周对强光无反应，2~3个月不能追视，或者眼球震颤，就说明视力有问题。如果两只眼睛向前注视，一只眼眼位歪斜，斜视有一半以上就会伴有弱视。以上情况均应及早就诊眼科。

耳朵流水是中耳炎吗？

　　婴儿耳朵流水，如果量少，外耳道可见湿疹及黄色分泌物，可能流水为外耳道湿疹渗出所致；如果流水量过多，伴有脓性血性分泌物，注意是否患中耳炎或者其他部位感染波及耳道。以上情况均应及早就诊耳鼻喉科。

如何在早期发现婴儿耳聋？

　　耳聋会给一个家庭带来沉重的经济负担与心理负担，及早发现可以使得聋儿语言功能得到最大限度的恢复。目前新生儿出生时，满月、3个月均会进行耳聋筛查，可疑的转诊耳鼻喉科做专业检查。患儿如有以下表现家长需要警惕：

　　（1）3个月对较大声响没有反应。

　　（2）4个月以上不能找声源。

　　（3）1岁时对自己名字没有反应。

　　如有以上情况应尽快去耳鼻喉科就诊。